Yoga für eine bessere Sehgesundheit

Verbessern Sie Ihr Sehvermögen mit Yoga-Übungen

Von

ASHIA Gill

Inhaltsverzeichnis

Zusammenfassung 4

Was ist Augenyoga? 5

Wie funktioniert es 6

Was ist die Geist-Körper-Verbindung? 6

Wie Yoga und Meditation gut für Körper und Gehirn sind 7

Die Verbindung zwischen Augen und Gehirn 8

Angebliche Vorteile..10

    Was die Wissenschaft sagt 10

    Stress abbauen 10

    Bekämpft Augenermüdung.................................11

Die Vorteile von Yoga für das Sehvermögen 13

Yoga-Übungen für die Augen...................................14

    Trataka 14

Die Augen sind unabhängig vom Alter müde 20

Bilder sind im Yoga wichtig.....................................23

Wie man Augenyoga macht.....................................25

Die sechs Punkte der Augenstimulation im Augenyoga 31

Beseitigen Sie mangelnde Augenübungen! Verbesserte Körperflexibilität!...39

Atmen Sie tief durch und sorgen Sie dafür, dass Ihre Augen mit Sauerstoff versorgt werden 45

Therapeutische Yogatechniken.................................47

Natürliche Heilmittel für die Augen............................57

Pflanzliche Heilmittel zur Verbesserung der Sehkraft 58

Andere natürliche Heilmittel für besseres Sehvermögen..........59

Vorsichtsmaßnahmen und Kontraindikationen........................60

Ratschläge für gesunde Augen 61

Tipps zur Reduzierung der Augenbelastung 63

Ein Brief der Emotionen, der bei „Eye Yoga" angekommen ist .64

Die 12 gesündesten Lebensmittel für Ihre Augen 66

Lebensmittel, die sich am besten für gute Augen eignen......67

Was sind Yoga-Augenkissen?...80

So funktioniert ein Augenkissen 81

Kann als Augenkissen verwendet werden 82

Vorteile eines Yoga-Augenkissens 84

Zusammenfassung

Augenmüdigkeit betrifft nicht nur die Augen,
sondern auch den Nacken und den Hinterkopf.
Mein Körper und meine Augen sind seit langem
gestresst, weil ich nicht weiß, wie ich sie richtig
ausruhen kann. Sie müssen Ihren Körper und Ihre
Augen entspannen lassen, sich Zeit geben,
verwirrt zu sein, und sich Zeit geben, sich zu
bewegen. Augenprobleme werden oft durch
Dinge verursacht, die Menschen jeden Tag tun.

Was ist Augenyoga?

Da Menschen so viel Zeit vor Bildschirmen von Telefonen, Fernsehern, Tablets und Computern verbringen, sind ihre Augen jeden Tag einer großen Belastung ausgesetzt. Dadurch arbeiten die Linsen, Muskeln und Augenrezeptoren mehr als sie sollten, was sie ermüdet und mehr oder weniger große Probleme verursachen kann. Um sie loszuwerden, könnte Augenyoga hilfreich sein. Dabei handelt es sich um eine Entspannungsmethode, die durch gezielte Bewegungen die Muskeln stärkt, Ihnen sofortige Linderung verschafft und Ihnen weitere Vorteile bringt.

Auch Gesichtsgymnastik kann durchgeführt werden, um die Augen und die Umgebung gesund zu halten und Krähenfüße zu vermeiden.

Wie funktioniert es

Je nach Übung besteht die Methode meist darin,
einige Sekunden lang etwas in der Nähe oder in
der Ferne zu betrachten und dann den Blick auf
eine bestimmte Weise nach links, rechts, oben
oder unten zu bewegen.

Was ist die Geist-Körper-Verbindung?

Die Geist-Körper-Beziehung ist die Verbindung
zwischen dem Denken, Fühlen und Handeln eines
Menschen und der Gesundheit seines Körpers.

Wissenschaftler wissen seit langem, dass unsere
Gefühle die Funktionsweise unseres Körpers
verändern können, aber wir fangen gerade erst an
zu lernen, wie Emotionen unsere Gesundheit
beeinflussen und wie lange wir leben.

Ganzheitliche Medizin ist eine Form der
Gesundheitsfürsorge, die versucht, dem ganzen
Menschen zu helfen, nicht nur seinen
Symptomen. Ein wichtiger Teil der ganzheitlichen
Medizin ist die Verbindung von Geist und Körper.
Ärzte wissen heute mehr denn je, wie wichtig es

ist, den ganzen Menschen, einschließlich Geist, Körper und Seele, zu behandeln.

Wie Yoga und Meditation gut für Körper und Gehirn sind

Wie Yoga und Meditation gut für Körper und Gehirn sind

Geist, Körper und Seele sind alle miteinander verbunden und Yoga und Meditation helfen uns, mehr darüber zu erfahren. Studien haben gezeigt, dass der Vagusnerv an der Entspannungsreaktion beteiligt ist, die auch „Rest-and-Digest"-System genannt wird. Yoga bewegt das Nervensystem also aus der stressbedingten „Kampf-, Flucht- oder Erstarrungsreaktion" und in die „Ruhe-und-Verdauungs"-Reaktion, was die psychische Gesundheit verbessert.

Außerdem erhöht Yoga die Menge an GABA im Gehirn, einer Chemikalie, die zur Beruhigung des Geistes beiträgt. In einer 12-wöchigen Studie gingen die Menschen dreimal pro Woche eine Stunde lang spazieren oder machten Yoga. Der GABA-Spiegel der Yoga-Gruppe stieg stärker an, ihre Stimmung verbesserte sich stärker und die körperlichen Auswirkungen der Angst gingen stärker zurück.

Die Verbindung zwischen Augen und Gehirn

Die Verbindung zwischen den Augen und dem Geist ist real, auch wenn sie wie eine Fantasie erscheint. Etwa 40 % des Gehirns werden für das Sehen genutzt, weshalb wir zum Entspannen und Einschlafen die Augen schließen. Und vier unserer zwölf Hirnnerven dienen nur dem Sehen, während zwei weitere ebenfalls mit dem Sehen verbunden sind. Vergleichen Sie dies mit den Herz- und Magensystemen, die nur von einem Hirnnerv gesteuert werden.

Auch wenn das Hauptziel von Augen-Asanas darin besteht, Klarheit zu erlangen, ist die Verbesserung des Sehvermögens auch ein wichtiger Vorteil. Überraschenderweise scheint es nicht das Dehnen und Anspannen der Muskeln zu sein, das am meisten hilft. Entspannung scheint das Wichtigste für gesunde Augen zu sein. In einem Versuch

wurde das Sehvermögen von Menschen, die das
Muskelrelaxans Curare auf ihre Augen auftrugen,
deutlich besser.

Angebliche Vorteile

Was die Wissenschaft sagt

Auch wenn es keinen wissenschaftlichen Beweis dafür gibt, dass Augenyoga-Bewegungen tatsächlich Astigmatismus, Kurzsichtigkeit oder Weitsichtigkeit beheben können, kann die Stärkung der Muskeln der Augenstruktur Menschen mit Sehproblemen helfen.

Einige Studien besagen jedoch, dass sie dazu beitragen können, den Augendruck zu senken, was die Entwicklung eines Glaukoms verlangsamen könnte. Außerdem würde es dazu beitragen, dass das Auge nach einer Kataraktoperation stärker wird.

Wenn Sie Kontaktlinsen tragen, sollten Sie diese daher immer nachts herausnehmen.

Stress abbauen

Die Bewegungen der Fokussierung und des Muskeltrainings sind jedoch aus zwei Gründen nützlich. Erstens sorgen sie dafür, dass Sie sich ruhig und entspannt fühlen, was dabei helfen kann, Stress abzubauen und Dinge wie

Kopfschmerzen, Bluthochdruck und Angstzustände zu behandeln.

Zweitens kann Augenyoga dem Gehirn helfen, besser zu verstehen, was die Augen ihm sagen. Das bedeutet nicht, dass Ihre Sehkraft tatsächlich besser wird, aber Sie können dem, was Sie sehen, möglicherweise mehr Aufmerksamkeit schenken und haben das Gefühl, dass Sie dadurch besser sehen können.

Das mag der Grund dafür sein, dass eine wissenschaftliche Studie keinen Weg finden konnte, wissenschaftlich zu messen, wie viel besser sich das Sehvermögen der Menschen nach der Anwendung von Augenyoga verbesserte, aber die Menschen, die es machten, fühlten sich trotzdem besser.

Bekämpft Augenermüdung

Yoga für die Augen kann auch helfen, Überanstrengung der Augen zu vermeiden und zu behandeln. Eine Studie mit 60 Studenten zeigt, dass dies wahr ist. Nach 8 Wochen Training waren sie weniger müde und ihre Augen schmerzten nicht mehr so stark.

Stress hängt mit einer Überanstrengung der
Augen zusammen. Dieser Nutzen lässt sich also an
der Verbesserung der Muskeln und der
Reduzierung von Stress messen, was Ihnen hilft,
konzentriert zu bleiben.

Die Vorteile von Yoga für das Sehvermögen

Augenyoga, hier sind die Hauptvorteile:

- reduziert den Augendruck;
- hilft, die Augenstärke zu stärken;
- verbessert die Konzentrationsfähigkeit;
- entspannt die Augen und dadurch wird das Ermüdungsgefühl deutlich reduziert;
- Es hilft, mehr Aufmerksamkeit auf das zu richten, was man sieht, und dadurch hat man das Gefühl, klarer und zentrierter zu sehen.

Yoga-Übungen für die Augen

Hier sind wir am zentralen Punkt unseres Artikels, mit nicht weniger als sechs Yoga-Übungen für die Augen.

Trataka

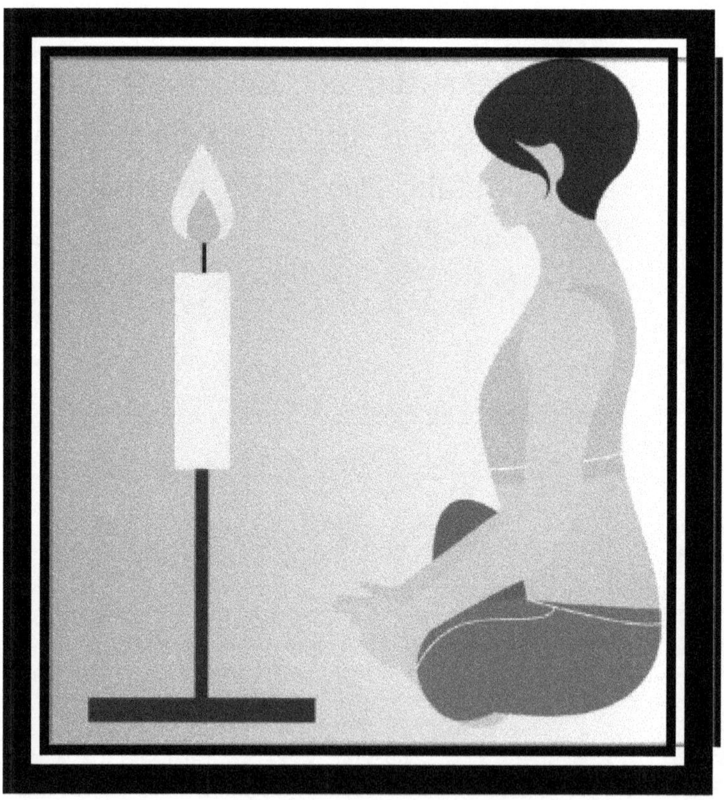

Stellen Sie sich mit geradem Rücken und dem Licht direkt vor Ihren Augen vor eine brennende Kerze.

Er blickt in die Mitte des Lichts und blinzelt möglicherweise kein einziges Mal. Schon die ersten paar Male ist es nicht einfach, aber versuchen Sie es.

Auch wenn Ihre Augen tränen, machen Sie fünf Minuten lang weiter. Dies ist ein Zeichen dafür, dass die Tränenwege gereinigt werden.

Schließen Sie am Ende der Zeit die Augen und öffnen Sie sie mehrmals wieder. Schließen Sie dann die Augen und atmen Sie ein paar Mal tief durch.

Fokus

- Sitzen Sie mit geradem Rücken, starren Sie auf die Spitze Ihres Zeigefingers und führen Sie Ihren Finger zwischen die Augenbrauen.
- Halten Sie die Position und blicken Sie 3-4 Atemzüge lang.
- Schauen Sie immer noch auf Ihren Zeigefinger und führen Sie ihn mit vollständig ausgestrecktem Arm nach vorne.
- Nach ein paar Atemzügen positionieren Sie Ihren Finger wieder zwischen Ihren Augenbrauen.
- Wiederholen Sie den Vorgang nach der Sequenz, beginnend und wieder zurück zur Nasenspitze.

Konzentrieren Sie sich auf unterwegs

- Setzen Sie sich aufrecht hin und blicken Sie geradeaus.
- Strecken Sie Ihren linken Arm so weit wie möglich aus, der Daumen zeigt nach oben.
- Konzentrieren Sie sich auf den Daumen.

- Bewegen Sie Ihren Arm langsam zuerst nach rechts, so weit wie möglich, und dann nach links, wobei Sie mit Ihren Augen immer dem Daumen folgen. Achten Sie darauf, dass Sie Ihren Hals nicht bewegen.
- Mehrmals wiederholen.

Augenrotation

- Die Ausgangsposition dieser Yoga-Übung für die Augen ist immer die gleiche: Sitzen mit geradem Rücken.
- Schauen Sie an die Decke und versuchen Sie, so konzentriert wie möglich zu bleiben.
- Rollen Sie dann Ihre Augen nach rechts, dann nach oben und dann nach links.
- Richten Sie Ihren Blick wieder an die Decke.
- Zurück zum Blick nach vorne.
- Wiederholen Sie die Drehung in diese Richtung mehrmals und bewegen Sie dann Ihre Augen nach dem gleichen Prinzip gegen den Uhrzeigersinn.

Dezentralisierung

- Beide Arme mit erhobenen Daumen nach vorne strecken.
- Fixieren Sie die Mitte der beiden Daumen und öffnen Sie Ihre Arme ganz, ganz langsam zur Seite. Stellen Sie sicher, dass sich Ihr Kopf nicht bewegt.
- Halten Sie die Position für 6-7 Atemzüge und kehren Sie dann in die Ausgangsposition zurück, wobei Sie der Bewegung immer mit den Augen folgen.

Vertikaler Look

- Strecken Sie Ihren rechten Arm nach vorne und zeigen Sie mit dem Zeigefinger nach links.
- Heben Sie Ihren Arm an, während Ihr Blick auf die Mitte Ihres Fingers gerichtet ist. Wichtig ist in diesem Fall auch, den Kopf nicht zu bewegen.
- Heben Sie es weiter an, bis es nicht mehr sichtbar ist.
- Halten Sie die Position drei bis vier Atemzüge lang und senken Sie dann Ihren Finger wieder auf Augenhöhe.

- Wiederholen Sie alles und bewegen Sie Ihren Finger nach unten.

Die Augen sind unabhängig vom Alter müde

Augenprobleme haben sich in den letzten Jahren stark verändert. In der Vergangenheit versuchten viele Menschen, eine Lösung für ihre Kurzsichtigkeit zu finden, aber heute leiden die meisten Menschen unter einer Überanstrengung der Augen.

Es muss viele Menschen geben, die Augentropfen benötigen, weil sie müde Augen oder Schmerzen hinter den Augen haben.

Augenmüdigkeit betrifft nicht nur die Augen, sondern auch den Nacken und den Hinterkopf. Augenschmerzen hat jeder, egal wie alt er ist.

Die Hauptursache für eine Überanstrengung der Augen ist das lange Starren auf einen Computer oder ein Smartphone. Einfach ausgedrückt: Einige der Muskeln und Nerven in Ihren Augen werden zu stark beansprucht. Wenn man sich im Zug umsieht, sieht man, dass alle auf ihre Telefone schauen. Niemand blickt auf die Landschaft vor dem Fenster oder darauf, wie die Wolken ihre Form verändern.

Selbst wenn wir uns in der Nähe von etwas befinden, sehen wir es selten aus der Ferne.

Menschen über 40 können jetzt an der sogenannten „Smartphone-Presbyopie" leiden, was bedeutet, dass sie nah, aber nicht weit sehen können.

Außerdem weiß ich nicht, wie ich meinen Körper richtig ausruhen soll, daher sind mein Körper und meine Augen immer angespannt. Sie müssen Ihren Körper und Ihre Augen entspannen lassen, sich Zeit geben, verwirrt zu sein, und sich Zeit geben, sich zu bewegen. Augenprobleme werden oft durch Dinge verursacht, die Menschen jeden Tag tun. Vor diesem Hintergrund habe ich „Augen-Yoga" entwickelt, um Menschen mit Problemen wie Asthenopie, trockenen Augen, Myopie, Hyperopie und Presbyopie zu helfen.

Auch in Kunstschulen und Firmenworkshops erfreut sich „Augen-Yoga" immer größerer Beliebtheit.

In der Kulturschule hängen wir im Klassenzimmer eine Sehtesttafel auf und bitten die Schüler, ihr Sehvermögen vor und nach dem Augenyoga zu überprüfen. Dann kommen die meisten Leute, die mit 0,1 angefangen haben, auf 0,3, und die meisten Leute, die mit 0,3 angefangen haben, kommen auf 0,5.

Bevor ich Augenyoga gemacht habe, konnte ich
zwei oder drei Dinge höher sehen als jetzt.
Außerdem höre ich oft, dass selbst bei
Augenyoga-Kursen Zeichen, die auf dem Weg zum
Unterricht nicht zu sehen waren, auf dem
Heimweg zu sehen waren.

Augenyoga beruhigt die verspannten Muskeln und
Nerven um die Augen. Dies hilft dabei,
festsitzendes Blut und Energie zu transportieren.
Dadurch wird die Ermüdung der Augen gelindert
und das Sichtfeld wird heller und klarer.

Bilder sind im Yoga wichtig

Erstens ist Yoga eine Denk- und Bewegungsweise, die Ihnen hilft, das Beste aus Ihrem Körper und Ihrem Leben herauszuholen. Beim Augenyoga geht es darum, das Beste aus dem herauszuholen, was Ihre Augen leisten können.

Aufgrund der schlechten Art und Weise, wie wir unseren Körper und unsere Augen nutzen, können wir unsere ursprünglichen Fähigkeiten nicht zur Schau stellen. „Augen-Yoga" bringt unsere ursprünglichen Fähigkeiten zum Vorschein und macht uns stärker.

Augenyoga ist mehr als nur Bewegungen für Augen und Körper. Die Integration von Körper, Herz und Geist ist sehr wichtig.

Durch die Kombination der „drei Cs" – Körper, Atem und Geist – und die gemeinsame Nutzung der Kraft von Atem und Geist bei der Bewegung des Körpers können Sie Ihren Körper, Ihre Flexibilität und Beweglichkeit schneller als je zuvor einsetzen. Es wird normal.

Die hier beschriebene „Eye-Lighting-Methode" leitet frisches „Qi" von den Händen zu den Augen, wärmt die Augenpartie, verbessert die

Durchblutung, beseitigt Müdigkeit und Abfall schnell und ist die Yoga-Atemtechnik zur Reinigung. Es ist die Art und Weise, wie das Gesetz auf das Auge angewendet wird.

Qi ist die Lebenskraft eines Menschen. Wenn die Lebensenergie eines Menschen in einem schlechten Zustand ist, ist er „krank", und wenn sie in einem guten Zustand ist, ist er „Genki".

Lassen Sie uns dieses Qi verbessern, indem wir die Kraft unseres Geistes und unseres Atems nutzen. Legen Sie die Mitte Ihrer Handfläche über Ihre Augen und atmen Sie langsam ein, während Sie sich vorstellen, dass saubere Energie aus Ihrer Handfläche austritt.

Als nächstes atmen Sie langsam aus und stellen sich dabei vor, wie Ihre müden Augen aus Ihrem Mund kommen. Die Durchblutung Ihrer Augen wird durch das Ein- und Ausatmen verbessert.

Außerdem hilft es, den Körper zu entspannen und sich mit jedem Atemzug zu sagen, dass der Stress immer weniger wird. Wenn Sie dies langsam und vorsichtig tun, sollten Sie die Ermüdung Ihrer Augen verhindern und besser sehen können. Um Ihren Geist zu bewegen, ist es wichtig, sich vorzustellen, was Sie wollen. Dadurch werden die

Bewegungen des Körpers, des Atems und des Geistes synchronisiert, was den Nutzen von Yoga steigert.

Wie man Augenyoga macht

Die „Augenbeleuchtungsmethode" funktioniert auch dann, wenn Sie auf einem Stuhl sitzen. Sie können Ihren Körper und Geist jedoch entspannen, indem Sie sie in einer „Entspannungshaltung" auf dem Rücken liegend durchführen, die Ihren gesamten Körper beruhigt. Ich finde es gut, weil es mir hilft, besser zu schlafen.

Reiben Sie Ihre Handflächen aneinander, um sie zu erwärmen. Lassen Sie Ihre Handflächen wie eine Schüssel aussehen.

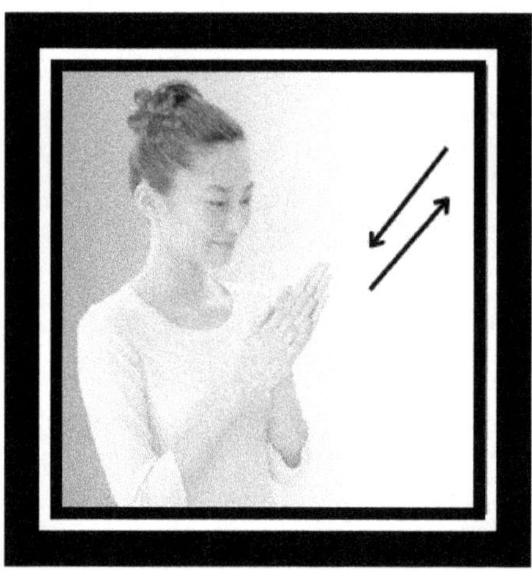

2 Bedecken Sie beide Augen mit beiden Händen. Zu diesem Zeitpunkt sollte sich die Mitte der Handfläche direkt über den Augen befinden.

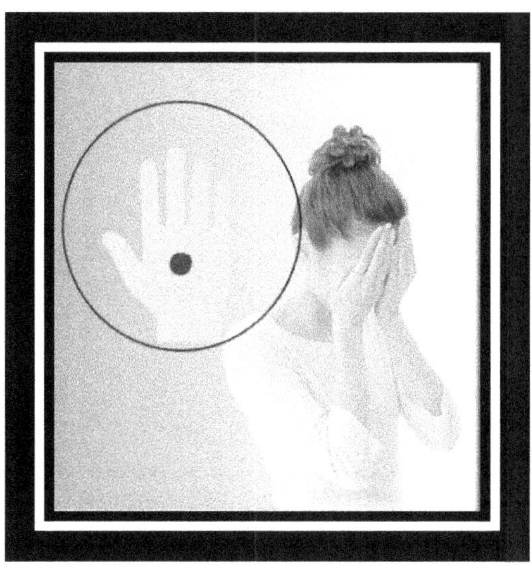

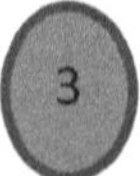 Stellen Sie sich vor, Sie nehmen Qi auf, während Sie langsam von Ihrer Handfläche bis zu Ihren Augen einatmen.

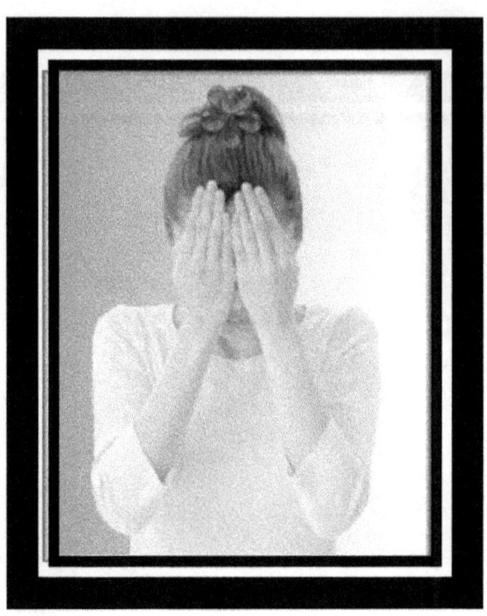

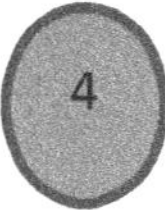 Atmen Sie langsam durch den Mund aus, als
würden Sie Ihre müden Augen ausatmen.

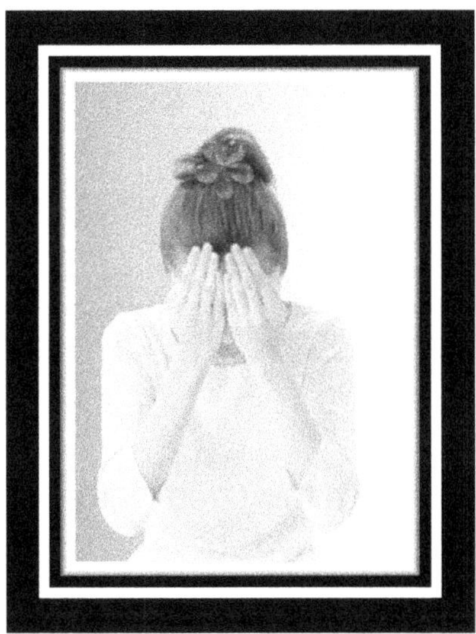

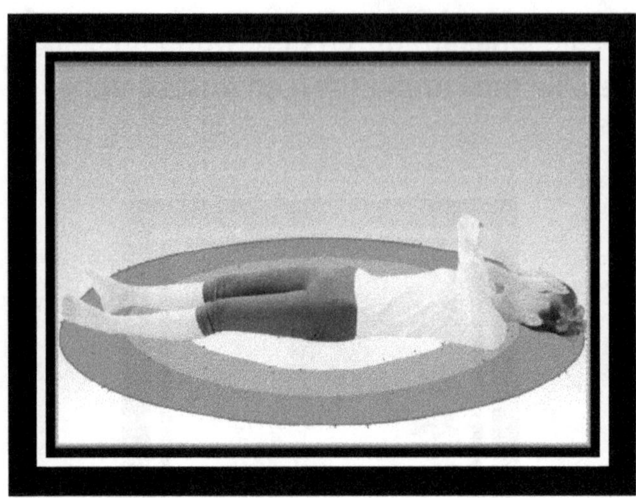

Bei der Beleuchtungsmethode, die vor dem Schlafengehen durchgeführt wird, ist der Raum, der sich das Universum vorstellt

Dies geschieht in Rückenlage in einem dunklen Raum. Denken Sie darüber nach, was auf der anderen Seite der Nacht passiert. Wenn Sie dies langsam beim Atmen tun, werden Sie sich entspannter fühlen und Ihre Augen werden sich beim Aufwachen am nächsten Tag anders anfühlen.

Die sechs Punkte der Augenstimulation im Augenyoga

Der nächste Weg, „Sechs-Punkte-Stimulation der Augen" genannt, kann sowohl bei Augenproblemen als auch bei Körperverzerrungen helfen.

Tatsächlich sind verschiedene Körperteile mit der Augenpartie verbunden und beziehen sich auf diese. Die Veränderungen und Probleme, die an den Augen auftreten, sind ebenfalls Anzeichen dafür, dass der Körper nicht in Form ist.
Die sechs Punkte der Augenstimulation im Augenyoga

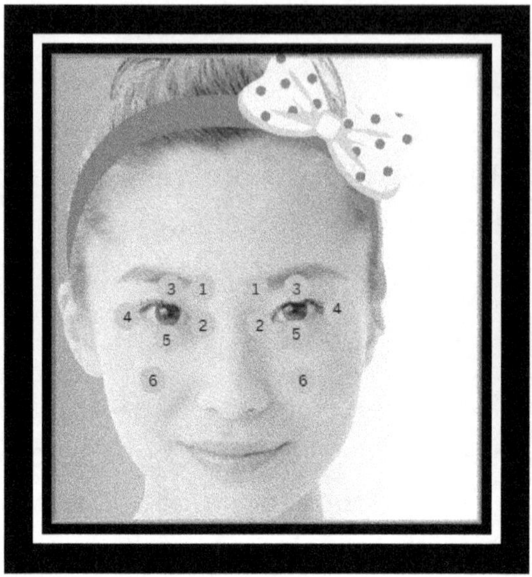

- Nr. 1 Punkt (zwischen den Augenbrauen) Lindert Augenermüdung durch nervöse Anspannung
- Nr. 2 Punkt (inneres Auge) Beseitigen Sie Augenermüdung durch Hand- und Armermüdung
- Nr. 3 Punkt (über der Augenhöhle) Lindert Augenermüdung, die durch Gehirnermüdung verursacht wird
- Nr. 4 Punkt (Augenwinkel) Lindert Augenermüdung, die durch Beinermüdung verursacht wird
- Nr. 5 Punkte (unter dem Wangenknochen) regulieren den Augeninnendruck
- Nr. 6 Punkt (untere Augenhöhle) Beseitigen Sie Augenermüdung, die durch Leber- und Magen-Darm-Ermüdung verursacht wird

Wenn wir uns wirklich anstrengen, etwas anzuschauen, neigen unsere Augenbrauen dazu, sich anzuspannen und vertikale Linien zu bilden.

Halten Sie Ihre Augenbrauen zwischen Daumen und Fingern, atmen Sie ein und dann aus, während Sie reiben. Wenn Sie ausatmen, sollten Sie sich vorstellen, dass schlechte Energie Ihren Mund verlässt. Ich werde auch einen steifen Nacken bekommen.

Der zweite Punkt,Die Hände und Arme sind mit dem inneren Augenbereich verbunden. Wenn Sie Ihre Hände und Arme zu oft für die Arbeit am Computer oder Hausarbeiten benutzen, ermüden Ihre Augen.
Computerarbeit oder Hausarbeiten ermüden Ihre Augen.

Es gibt einen einfachen Test, der das beweist. Heben Sie beide Arme gerade nach oben vor den Spiegel und vergleichen Sie die Längen der linken und rechten Hand. Wenn Sie Ihre Arme wieder heben, werden Sie feststellen, dass sich Ihre rechte Hand sanft nach oben bewegt und Ihr Arm länger wird.

Der dritte Punkt ist wirksam bei Augenermüdung, die durch Gehirnermüdung verursacht wird. Am Anfang waren Auge und Gehirn durch den Sehnerv verbunden und hatten eine starke Verbindung. Legen Sie Ihren Daumen auf die Oberseite des Knochenrandes um Ihr Auge.

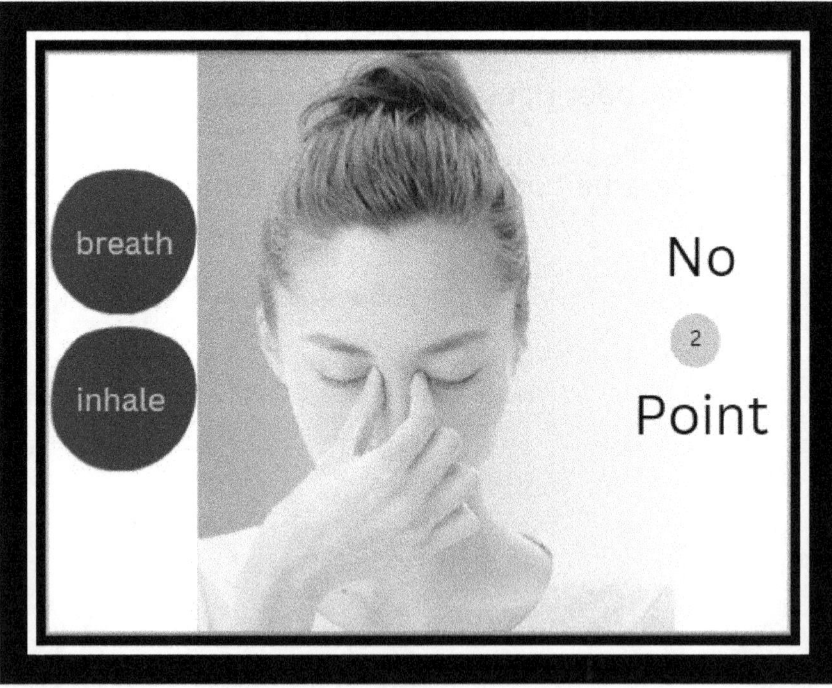

Drücken Sie beim Ausatmen von unten nach oben, um die Ermüdung des Gehirns zu lindern und das Ungleichgewicht zwischen der linken und rechten Gehirnhälfte auszugleichen.

Ändern Sie die Position Ihres Daumens nach und nach nach links und rechts, während Sie Druck ausüben. Achten Sie auf die Bereiche, die den Eindruck erwecken, dass sie funktionieren. Sie sollten erkennen können, dass Ihr Sichtfeld breiter und heller ist.

Der vierte Punkt, der äußere Augenwinkel, ist eng mit den Beinen verbunden. Wenn die Durchblutung Ihrer Beine nicht gut ist oder wenn Ihr linkes und rechtes Bein nicht im Gleichgewicht sind, werden Ihre Augen müde.

Drücken Sie beim Ausatmen auf den äußeren Teil des Knochens im Augenwinkel. Dies trägt nicht nur dazu bei, dass sich Ihre Augen und Beine besser fühlen, sondern behebt auch alle Probleme mit Ihrem linken und rechten Bein.

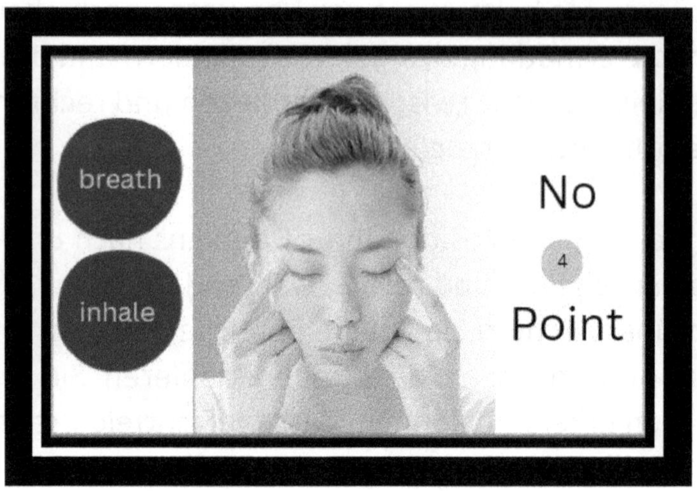

Der fünfte Punkt,Unter der Augenhöhle liegt eine Ermüdung der Leber und des Magens vor, es kommt zu Müdigkeit unter den Augen und es kann zu Erschlaffung und Augenringen kommen.

Legen Sie Ihren Zeigefinger unter den Rand des Augenknochens und drücken Sie ihn beim Ausatmen nach unten. Es gibt auch eine Arbeit, um die inneren Organe wie Leber und Magen ins Gleichgewicht zu bringen.

Versuchen Sie vor und nach dem Shiatsu, auf die Unterseite der Rippen zu drücken, und achten Sie auf Veränderungen der Härte und Schmerzen. Wenn Sie die Seite stimulieren, die mehr Härte

und Schmerzen verspürt, ist die Wirkung
effektiver.

Der sechste Punkt,unterhalb des
Wangenknochens wird für Personen mit
erhöhtem Augeninnendruck und verstopften
Augen empfohlen.

Wenn der Augendruck steigt, wird der Sehnerv
geschädigt und gequetscht. Dies erleichtert die
Entstehung eines Glaukoms, einer Krankheit, die
den Sehnerv schädigt und das Sehen erschwert.
Um ein Glaukom zu vermeiden, drücken Sie mit
dem Mittelfinger von der Unterseite des
Wangenknochens nach oben.

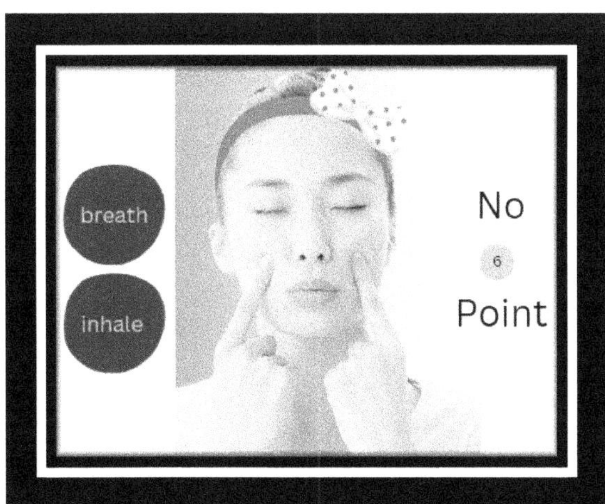

„**Sechs-Punkte-Stimulation**"ist nicht nur aufregend; Es ist auch wichtig sicherzustellen, dass Ihre Atmung und Ihr Geist (Bild) synchron sind. Denken Sie an „schlechte Energie", die beim Ausatmen Ihren Mund verlässt, um sich selbst zu stärken. Nach nur 2–3 Minuten sollten Sie das Gefühl haben, dass Ihre Augen nicht mehr müde sind.

**Beseitigen Sie mangelnde Augenübungen!
Verbesserte Körperflexibilität!**

In diesem Teil sprechen wir über Übungen für Ihre
Augen und Arme, die Sie ganz einfach am
Schreibtisch durchführen können.

Wenn Sie längere Zeit einen Computer oder ein
Smartphone nutzen und auf denselben Bildschirm
starren, verlangsamen sich Ihre
Augenbewegungen und Ihre Augenmuskeln
werden nicht ausreichend beansprucht.

So wie Ihre Armmuskeln steif werden, wenn Sie
sie nicht bewegen, werden auch Ihre
Augenmuskeln steif, wenn Sie zu lange auf Ihren
Telefon- oder Computerbildschirm starren. Zu
stark beanspruchte und verhärtete Augenmuskeln
sind schlecht durchblutet und speichern Stoffe,
die müde machen. Daher ist es wichtig, beim
Dehnen die Augäpfel zusammen mit dem Rest des
Körpers zu bewegen. Dadurch werden die
Augenmuskeln entspannt und die Augen besser
durchblutet.

Wenn die Durchblutung der Augenumgebung verbessert wird, werden Schlacken und müde machende Stoffe ausgeschwemmt, die Augenmuskulatur wird flexibler und die natürlichen Fähigkeiten der Augen werden wiederhergestellt. Durch die Kombination der Bewegungen des Arms und des Auges kann durch „Armdehnungs- und Augenübungen" das Auge stark bewegt und verspannte Augenmuskeln gelockert werden.

Außerdem lockert die starke Bewegung beider Arme die Steifheit im Nacken, in den Schultern und im Rücken, verbessert die Durchblutung und beseitigt Müdigkeit.

Besonders bei den Augen ist es eine gute Idee, sie so groß zu verschieben, dass sie zu viel wirken. Versuchen Sie, neben der Bewegung Ihrer Arme auch Ihre Augen so weit wie möglich auf und ab zu bewegen.

Wie man Augenyoga für „Armstrecken und Augenübungen" nutzt.

Legen Sie Ihre Hände vor der Brust zusammen (Gassho) und strecken Sie Ihren Rücken. Heben Sie Ihre Hände, um Verspannungen in Schultern und Rücken zu lösen.

1. Strecken Sie Ihren Rücken, legen Sie Ihre Handflächen zusammen und passen Sie Ihre Atmung an.

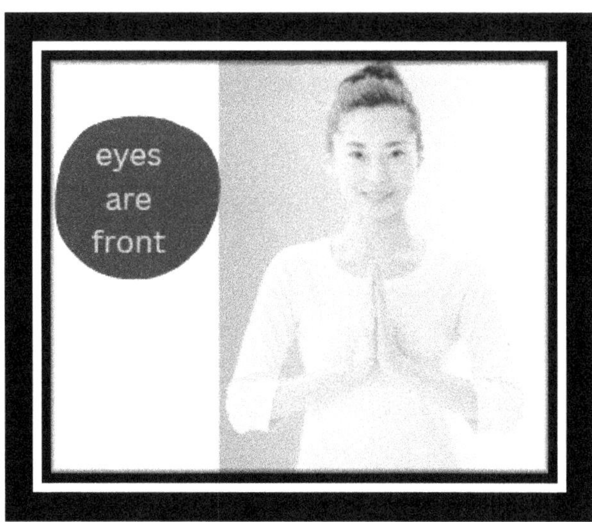

Beim Einatmen strecken Sie Ihre Handflächen hoch über Ihren Kopf. So hoch wie möglich ausfahren. Schauen Sie zu diesem Zeitpunkt nach oben, während Sie mit den Augen Ihren Fingerspitzen folgen. Bewege nicht dein Gesicht, sondern nur deine Augen.

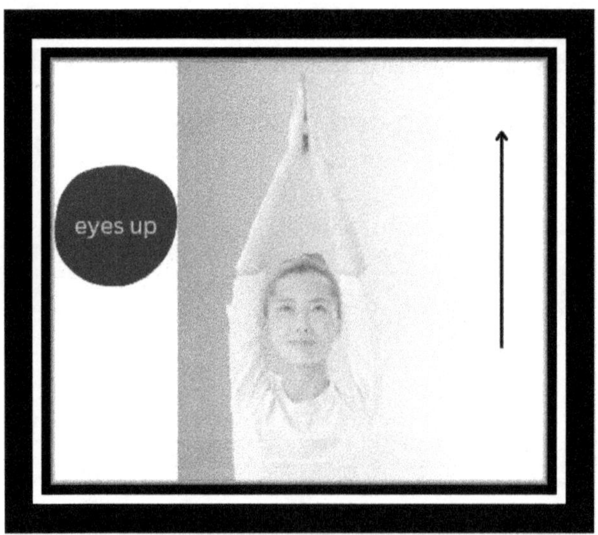

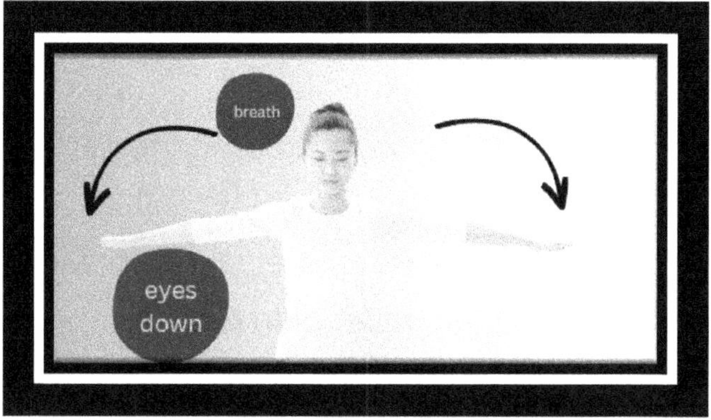

Sobald Ihre Arme vollständig ausgestreckt sind, atmen Sie aus und senken Sie Ihre Handflächen nach links und rechts, wobei die Hände nach außen zeigen. Zu diesem Zeitpunkt sollten Sie auch Ihren Blick nach unten bewegen. Bewege einfach deine Augen, nicht dein Gesicht. Wenn Sie es dreimal schaffen, versuchen Sie, Ihre Augen beim Ablegen der Hand anders zu bewegen. Bewegen Sie sich für das erste Auge vertikal von oben nach unten. Schauen Sie für das zweite Auge auf Ihre rechte Hand und gehen Sie im Uhrzeigersinn nach unten. Schauen Sie für das dritte Auge auf Ihre linke Hand und gehen Sie gegen den Uhrzeigersinn nach unten.

Sobald Ihre Arme vollständig ausgestreckt sind, atmen Sie aus und senken Sie Ihre Handflächen nach links und rechts, wobei die Hände nach außen zeigen. Zu diesem Zeitpunkt sollten Sie auch Ihren Blick nach unten bewegen. Bewege einfach deine Augen, nicht dein Gesicht.

4. Zum Schluss legen Sie Ihre Hände zusammen und passen Ihre Atmung an.

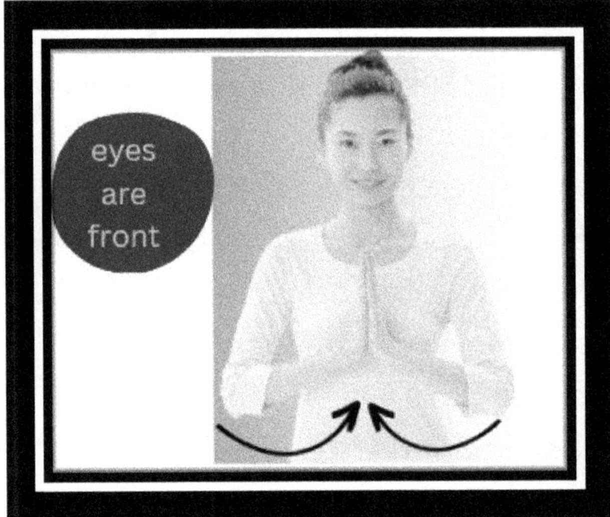

Atmen Sie tief durch und sorgen Sie dafür, dass Ihre Augen mit Sauerstoff versorgt werden

Wenn Sie Ihre Augen beim Arbeiten am Telefon oder Computer zu oft benutzen, wird Ihre Atmung kurzatmig, was ebenfalls ein Problem darstellt. Denn Sauerstoff ist wichtig für die Funktion des Sehnervs.

Machen Sie also eine reinigende Yoga-Atmung und wechseln Sie von flacher zu tiefer Atmung, um Luft in Ihre Augen zu bekommen.

Yogas Methode zur Reinigung des Atems besteht darin, langsam durch die Nase einzuatmen und sich vorzustellen, dass Sie viel frische Energie erhalten, und langsam durch den Mund auszuatmen und sich vorzustellen, dass Sie all die schlechte Energie und Abfallprodukte loswerden. Wenn Sie diese tiefen Atemzüge immer wieder machen, werden sich Ihr Geist und Ihr Körper ruhiger anfühlen.

Wie bereits in einem anderen Abschnitt erwähnt, ist es wichtig, dass sich Körper und Geist gleichzeitig bewegen (Bild).

Wenn Sie durch die Nase einatmen, strecken Sie Ihre Arme aus und denken Sie, dass Sie viel neue Energie aufnehmen.

Wenn Sie durch den Mund ausatmen, senken Sie die Arme und stellen Sie sich vor, dass schlechte Energie und Abfallprodukte Ihren Körper verlassen. Wenn Sie dies weiterhin tun, bewegen sich Ihr ganzer Körper, Ihre Atmung und Ihr Geist als Einheit und die Wirkung des Augenyoga wird noch stärker.

Zu den therapeutischen Yoga-Techniken gehören Übungen wie

1. Palmen
2. Blinkt
3. Die Augen bewegen sich im gleichzeitigen Fokus hin und her
4. Die Augen waren gleichzeitig zur Seite und nach vorne gerichtet
5. Rotationsbetrachtung
6. Gleichzeitiger Blick nach oben und unten
7. Vorläufiger Blick auf die Nasenspitze
8. Nah- und Fernsicht

1. Palmen

- Schließen Sie die Augen, sitzen Sie still und atmen Sie tief durch, um völlig zu entspannen.
- Reiben Sie Ihre Handflächen kräftig aneinander, bis sie warm werden, und legen Sie sie dann sanft auf Ihre Augenlider.
- Spüren Sie, wie die Wärme Ihrer Hände zu Ihren Augen wandert und Ihre Augenmuskeln entspannt. Deine Augen werden in Dunkelheit getaucht, was sich gut anfühlt.
- Bleiben Sie in dieser Position, bis die Augen die Wärme Ihrer Hände vollständig aufgenommen haben.
- Stellen Sie sicher, dass Ihre Augen geschlossen sind und Ihre Hände nicht im Gesicht sind. Reiben Sie die Hände erneut aneinander und wiederholen Sie dies noch mindestens dreimal.

2. Blinkt

- Entspannen Sie sich und halten Sie die Augen offen.
- Blinzeln Sie etwa zehnmal schnell.
- Schließen Sie die Augen und nehmen Sie sich 20 Sekunden Zeit, um sich zu beruhigen. Konzentrieren Sie sich langsam auf Ihre Atmung.
- Machen Sie dieses Training etwa fünfmal.

3. **Die Augen bewegen sich im gleichzeitigen Fokus hin und her**

- Setzen Sie sich mit ausgestreckten Beinen hin.
- Heben Sie nun Ihre Arme an, während Sie Ihre Fäuste geschlossen halten und Ihre Hände nach oben zeigen.
- Schauen Sie auf Augenhöhe auf etwas direkt vor Ihnen.
- Halten Sie Ihren Kopf in dieser Position und schauen Sie sich durch Augenbewegungen nacheinander die folgenden Dinge an.
- Der Bereich zwischen den Augen
- Rechter Daumen
- Der Bereich zwischen den Augen
- Rechter Finger
- Der Bereich zwischen den Augen
- Rechter Daumen
- Machen Sie diese Übung zehn bis zwanzig Mal.
- Schließen Sie die Augen und machen Sie eine Pause, wenn Sie mit dieser Übung fertig sind.
- Achten Sie bei der oben genannten Übung auf Ihre Atmung.
- In der Mittelposition einatmen.

- Schauen Sie zur Seite, während Sie ausatmen.
- Atmen Sie ein und kehren Sie in die Mitte zurück.

4. Die Augen waren gleichzeitig zur Seite und nach vorne gerichtet

- Strecken Sie Ihre Beine und setzen Sie sich.
- Legen Sie dann die linke (geschlossene) Hand mit dem Daumen nach oben auf das linke Knie.
- Schauen Sie etwas direkt vor sich und auf Augenhöhe an.
- Der Kopf bleibt in dieser Position.
- Behalten Sie beim Ausatmen den Blick auf den linken Daumen gerichtet.
- Wenn Sie tief einatmen, schauen Sie auf etwas direkt vor Ihnen.
- Machen Sie dasselbe noch einmal mit Ihrem rechten Daumen.
- Dann schließen Sie die Augen und machen Sie eine Pause.

5. Rotationsbetrachtung

- Halten Sie Ihre Beine gerade vor sich und setzen Sie sich hin.
- Legen Sie die linke Hand auf das Knie der linken Seite.
- Halten Sie Ihre rechte Hand mit dem Daumen nach oben über Ihr rechtes Knie. Beuge deinen Arm nicht.
- Halten Sie jetzt Ihren Kopf ruhig und schauen Sie auf Ihren Daumen.
- Halten Sie den Arm gerade und machen Sie mit dem Daumen einen Kreis.
- Führen Sie diese Übung fünfmal im und gegen den Uhrzeigersinn durch.
- Wiederholen Sie den Vorgang mit Ihrem linken Daumen.

- Schließen Sie Ihre Augen, ruhen Sie sie aus und lassen Sie alles los.
- Bei dieser Übung sollten Sie wie folgt atmen:
- Atmen Sie ein, während Sie den oberen Bogen des Kreises bilden.

- Wenn Sie den unteren Kreis beendet haben, atmen Sie aus.

6. Gleichzeitiger Blick nach oben und unten

- Halten Sie Ihre Beine gerade vor sich und setzen Sie sich hin.
- Legen Sie beide Hände mit den Daumen nach oben auf Ihre Knie.
- Heben Sie langsam Ihren rechten Daumen an, während Sie Ihre Arme gerade halten. Folgen Sie dem Daumen, während er sich mit Ihren Augen nach oben bewegt.
- Wenn der Daumen so hoch wie möglich ist, senken Sie ihn langsam wieder in die Ausgangsposition ab, während Sie den Daumen im Auge behalten und Ihren Kopf ruhig halten.
- Machen Sie dasselbe noch einmal mit Ihrem linken Daumen.
- Dies sollte mit jedem Daumen fünfmal durchgeführt werden.
- Kopf und Hals sollten die ganze Zeit gerade bleiben.

- Schließen Sie die Augen und lassen Sie es ruhig angehen.

- Achten Sie bei der oben genannten Übung auf Ihre Atmung.

- Atmen Sie ein, während Sie den Blick heben.

- Atmen Sie aus, während Sie Ihre Augen schließen.

7. Vorläufiger Blick auf die Nasenspitze

- Setzen Sie sich mit gekreuzten Beinen hin.
- Strecken Sie den rechten Arm vor der Nase aus.
- Machen Sie mit der rechten Hand eine Faust und lassen Sie den Daumen nach oben zeigen.
- Konzentrieren Sie beide Augen auf das Ende des Daumens.
- Beugen Sie nun Ihren Arm und führen Sie Ihren Daumen langsam zur Nasenspitze, während Sie den Blick auf die Daumenspitze richten.
- Bleiben Sie eine Weile in dieser Haltung, halten Sie Ihren Daumen an die Nasenspitze und richten Sie Ihren Blick darauf.

- Halten Sie den Blick auf die Spitze Ihres Daumens gerichtet und strecken Sie langsam Ihren Arm.

- Die erste Runde ist vorbei.
  - Machen Sie mindestens fünf solcher Runden.

  - Achten Sie bei der oben genannten Übung auf Ihre Atmung.

  - Atmen Sie ein und ziehen Sie dabei den Daumen zur Nasenspitze.
  - Halten Sie den Daumen an der Nasenspitze und bleiben Sie drinnen.

  - Während der Arm gestreckt wird, atmen Sie aus.

8. Nah- und Fernsicht

- Stehen oder sitzen Sie an einem Fenster, durch das Sie den Himmel klar sehen können. Halten Sie Ihre Arme neben sich.
- Schauen Sie 5–10 Sekunden lang auf die Nasenspitze.
- Tun Sie dies etwa zehn bis zwanzig Mal.
- Schließen Sie die Augen und machen Sie eine Pause.
- Beachten Sie die folgende Art zu atmen
- Wenn Sie aus der Nähe schauen, atmen Sie ein.
- Wenn Sie in die Ferne blicken, atmen Sie aus.

Hier finden Sie eine Reihe von Mitteln, die dazu beitragen, dass die Augen nicht müde und wund werden.

- Vitamin A und Lutein sind beide gut für Ihre Augen und tragen dazu bei, dass sie sich besser fühlen. Hier ist eine Liste der Dinge, die sie haben:

- Vitamin A und Lutein sind in Karotten, Spinat und Grünkohl enthalten.

- Lutein kommt in Zucchini, Mangold und Rosenkohl vor;

- Vitamin A kommt aus Süßkartoffeln und Butter; Seien Sie vorsichtig mit Butter, sie ist gut für die Augen, aber schlecht für Ihre Gesundheit.

- Leber (die reich an Vitamin A ist), wie z. B. Lebertran;

Pflanzliche Heilmittel zur Verbesserung der Sehkraft

Hier sind einige der Kräuter, die sich positiv auf die Augengesundheit auswirken:

- Kamille wirkt abschwellend und feuchtigkeitsspendend. Blaubeeren verbessern die Sehkraft und werden zur Behandlung von Augenproblemen und Katarakten eingesetzt.
- Malve wirkt beruhigend und feuchtigkeitsspendend und hilft, die Augen feucht zu halten. Es ist ideal für lichtempfindliche Menschen und für Menschen, die normalerweise Kontaktlinsen tragen.
- Ginkgo Biloba ist ein Antioxidans, das die Durchblutung verbessert und zur Behandlung von Glaukom und Sehschwäche eingesetzt wird.
- Calendula ist eine entzündungshemmende Pflanze, die oft in Augentropfen verwendet wird, um das Gefühl zu verbessern.

Andere natürliche Heilmittel für besseres Sehvermögen

Zusätzlich zu dem Geschriebenen erinnern wir uns auch an andere gute Praktiken, die die Ermüdung der Augen lindern können:

- gieße kaltes Wasser in deine offenen Augen;
- Beim Palming reiben Sie Ihre Hände aneinander, um sie aufzuwärmen, und legen sie etwa zehn Atemzüge lang über Ihre Augen, ohne sie zu berühren.
- Wenn Sie viel Zeit vor einem Bildschirm verbringen, ist es gut, ab und zu wegzuschauen.

Vorsichtsmaßnahmen und Kontraindikationen

- Betrachten Sie diese Trainingseinheiten als Gelegenheit, eine Pause einzulegen und etwas für sich selbst zu tun. Suchen Sie sich einen Platz zum Sitzen, an dem Sie entspannt sein und Ihren Rücken gerade halten können.
- Wie beim Yoga liegt der Preis darin, konsequent zu sein. Wenn Sie jeden Tag ein paar Minuten finden könnten, wären die Vorteile sofort klar.
- Wichtig: Du kannst keine Yoga-Augenbewegungen machen, wenn du eine Brille oder Kontaktlinsen trägst.

1. Reduzieren Sie die Zeit, die Sie vor Bildschirmen (Computern, Smartphones und Fernsehern) verbringen, da diese zu einer Überanstrengung der Augen führen und Ihre Sehkraft beeinträchtigen können. Wenn Sie Ihre Bildschirmzeit nicht verkürzen können, verwenden Sie Augentropfen und schließen Sie Ihre Augen alle 20 Minuten für 20 Sekunden, damit sie sich entspannen können.

2. Tragen Sie bei hellem Sonnenlicht eine Sonnenbrille mit 100 % UV-Schutz. Behalten Sie immer ein Paar in Ihrer Tasche.

3. Vermeiden Sie das Rauchen, da es schädlich für Ihre Augen ist.

Ernähren Sie sich ausgewogen und reich an frischem Gemüse und Obst, „guten" Fetten und Vollkornprodukten.

5. Machen Sie täglich Sport, um einen gesunden BMI aufrechtzuerhalten, der zur Vorbeugung von Herzerkrankungen und Diabetes beiträgt.

6. Planen Sie regelmäßige Augenuntersuchungen bei einem Augenarzt ein, der die ersten Anzeichen einer Augenerkrankung oder -erkrankung erkennen kann.

7. Streben Sie 7 bis 9 Stunden Schlaf pro Nacht an.

8. Achten Sie auf angemessene Hygiene und waschen Sie Ihre Hände häufig, wenn Sie sich reiben oder Ihre Augen berühren, um Infektionen zu vermeiden.

9. Verwenden Sie hochwertige Beleuchtung, z. B. LEDs, die natürlichem Licht ähneln, damit Ihre Augen angenehm bleiben.

10. Führen Sie jeden Tag ein paar Minuten einfache, aber wirkungsvolle Yoga-Augenübungen durch.

Tipps zur Reduzierung der Augenbelastung

Wie bereits erwähnt, ist zu viel Zeit vor dem Computer die Hauptursache für die Überanstrengung der Augen. Der beste Rat, den wir Ihnen geben können, ist, so viel Zeit wie möglich draußen und fern von Ihrem Telefon zu verbringen. Wir wissen jedoch, dass dies nicht immer möglich ist. Daher empfehlen wir Ihnen, sich etwas Spielraum zu lassen. Es braucht nicht viel: Schauen Sie hin und wieder weg, schauen Sie aus dem Fenster und gönnen Sie sich eine Pause.

Kurz gesagt: Auch wenn Sie an etwas anderes denken müssen, passen Sie auf sich auf.

**Ein Brief der Emotionen, der bei „Eye Yoga"
angekommen ist**

Wie bereits erwähnt, liegt der Hauptgrund dafür,
dass die Augen der Menschen müde werden und
sich ihr Sehvermögen verschlechtert, darin, dass
sie zu oft ihre Telefone und Computer benutzen.

Insbesondere gibt es keine Begrenzung für die
Zahl der Menschen, deren Sehvermögen sich nach
dem Umstieg von einem normalen Mobiltelefon
auf ein Smartphone plötzlich verschlechtert hat.

Neulich schickte mir eine 24-jährige Frau, die mein
Eye Yoga-Buch gelesen hatte, einen Brief, der mir
ein gutes Gefühl gab. Die Frau sagte, dass ihr
Sehvermögen nie schlecht gewesen sei, selbst als
sie jung war, und dass sie immer eine Eins
bekommen habe, was die beste Punktzahl bei
einem Sehtest sei.

Aber als er aufs College ging und sich statt eines
Klapphandys ein Smartphone zulegte, begann er,
Kommunikations-Apps (wie LINE) und Spiele zu
nutzen, und die Zeit, die er damit verbrachte, auf
sein Telefon zu schauen, steigerte sich schnell so
sehr, dass er süchtig danach wurde .

Obwohl ich eigentlich gut sehen sollte, fiel es mir bald schwer, Dinge in der Ferne zu erkennen.

Wenn ich mich umsehe, sehe ich, dass alle meine Freunde schlecht sehen und Brillen oder Kontaktlinsen tragen. Er dachte, wenn er so weitermachen würde, würde sein Sehvermögen nur noch schlechter werden, also beschloss er, nach etwas zu suchen, das seinen Augen gut tun würde.

Als sie Augenyoga entdeckte, probierte sie es sofort aus. Ihre verschwommenen Augen wurden sofort klarer und sie konnte Dinge sehen, die vorher schwer zu erkennen waren. Ein Grund, warum Augenyoga empfohlen wird, ist, dass es sofort wirkt.

Versuchen Sie bitte, jeden Tag das Augenyoga zu machen, über das wir dieses Mal gesprochen haben. Nicht nur Ihre Augen werden sich besser fühlen, sondern auch Ihr Körper und Geist werden sich wohler fühlen.

Die 12 gesündesten Lebensmittel für Ihre Augen

Essen Sie die besten gesunden Lebensmittel für Ihre Augen, um Ihre Sehkraft in gutem Zustand zu halten.

Wir wissen bereits, dass unser Körper am besten funktioniert, wenn er vollwertige, herzhafte Lebensmittel zu sich nimmt. Dies gilt auch für bestimmte Körperteile. Deine Augen sind ein gutes Beispiel.

Wenn Sie mehr der besten Lebensmittel für die Augengesundheit zu sich nehmen, geben Sie Ihren Augen, was sie brauchen. Mit anderen Worten: Wenn Sie ein Leben lang gut sehen möchten, sollten Sie Dinge essen, die Ihren Augen gut tun. Was sind sie dann? Wir sollten es herausfinden.

Hier sind 12 Lebensmittel, die gut für Ihre Augen sind, unabhängig davon, ob Sie in Ihrer Familie bereits Sehprobleme hatten oder versuchen, jeden Tag einer Überanstrengung der Augen vorzubeugen.

Brokkoli ist ein Gemüse.

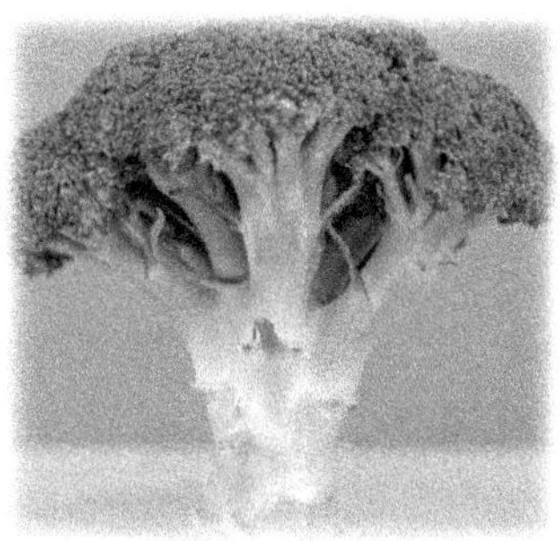

Eine von der American Optmetric Association unterstützte Studie ergab, dass eine Substanz in Brokkoli namens Indol-3-Carbinol dabei helfen kann, Giftstoffe in Ihrer Netzhaut zu beseitigen. Dadurch sinkt das Risiko, an einer altersbedingten Makuladegeneration zu erkranken, die einer der Hauptgründe dafür ist, dass ältere Menschen ihr Augenlicht verlieren. Brokkoli enthält außerdem

Lutein und Zeaxanthin, die ebenfalls gut für Ihre
Augen sind, da sie diese schützen. Bedenken Sie
jedoch, dass diese Studie besagt, dass Sie viel
Brokkoli essen müssten, um sich wirklich vor AMD
zu schützen.

Lachs ist ein Fisch.

Um Ihre Augen gesund zu halten, müssen Sie sicherstellen, dass sie ausreichend Wasser bekommen. Einige der besten Lebensmittel für gute Augen können Ihnen viel bewirken. Omega-3-Fettsäuren kommen beispielsweise in Lachs vor. Dadurch verringert sich die Wahrscheinlichkeit, dass Sie trockene Augen bekommen, eine schmerzhafte Erkrankung, die mit zunehmendem Alter häufiger auftritt.

Wenn Sie eine Frau sind, ist es für Ihre Augen wichtiger, Fisch und andere Lebensmittel mit Omega-3-Fettsäuren zu essen. Bei Menschen, die als Frau geboren wurden, ist die Wahrscheinlichkeit, trockene Augen zu haben, doppelt so hoch.

Möhren

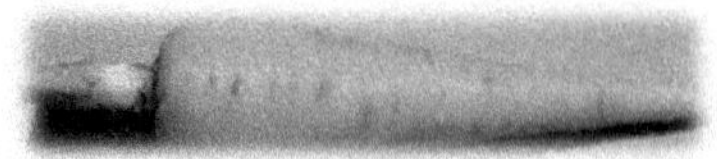

Das haben Sie bestimmt schon einmal gehört: Karotten gehören zu den besten Dingen für Ihre Augen. Erstens enthalten sie viel Beta-Carotin, ein Antioxidans, das Ihr Körper zur Herstellung von Vitamin A verwendet. Vitamin A hilft Ihnen, nachts zu sehen und verhindert, dass Ihre Augen zu kurzsichtig werden, was als Myopie bezeichnet wird. Schnappen Sie sich den Lieblingssnack von Bugs Bunny, wenn Sie eine Sehkorrektur vermeiden oder Ihr aktuelles Rezept für Kontaktlinsen oder Brillen so lange wie möglich behalten möchten.

Außerdem enthalten Karotten ein weiteres Antioxidans namens Lutein. Dies kann die Wahrscheinlichkeit einer AMD-Erkrankung verringern.

Sonnenblumenkörner

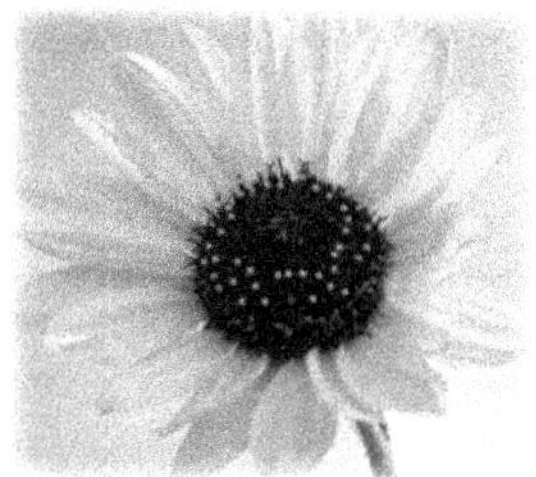

Ja, Sie sollten die Sonne aus Ihren Augen fernhalten. Aber lassen Sie sich vom Namen nicht täuschen. Hier besteht kein Bedarf an Sicherheit. Eines der besten Dinge für Ihre Augen sind Sonnenblumenkerne. Sie enthalten viel Vitamin E, ein Antioxidans, das unsere Augen vor Schäden durch freie Radikale schützt. Vitamin E schützt Ihre Augen außerdem vor den schädlichen UV-Strahlen der Sonne, wodurch das Risiko einer Katarakterkrankung verringert wird.

Es ist wichtig, sich daran zu erinnern, dass Ihr Körper einige Vitamine herstellen kann, Vitamin E jedoch nicht selbst. Sie müssen Vitamin E über die Nahrung oder Tabletten zu sich nehmen.

Kiwi

Möchten Sie sich auf andere Weise vor möglichen Sonnenschäden schützen? Kiwi kann helfen. Diese flauschige Frucht steht auf unserer Liste der besten Lebensmittel für gesunde Augen, da sie Lutein, das Vitamin zur Bekämpfung von AMD, und Zeaxanthin enthält, das Ihren Augen hilft, Licht zu filtern.

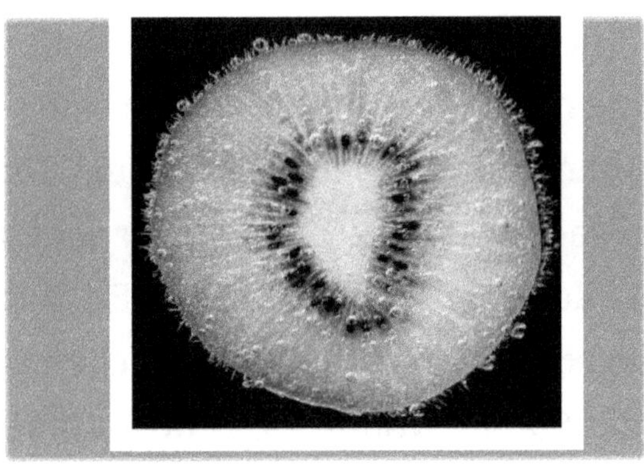

Die Muschelaustern

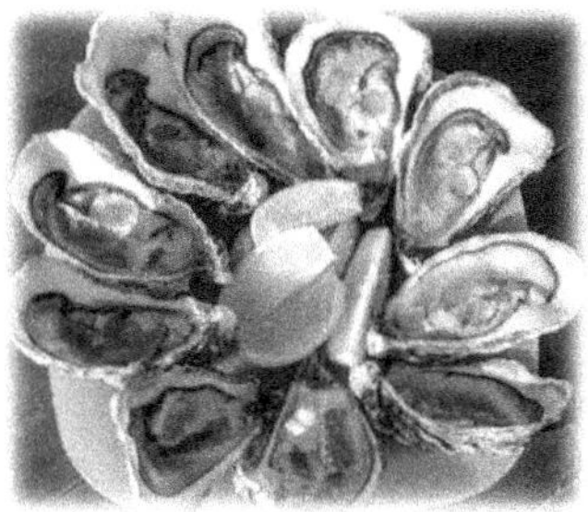

Einige der anderen Dinge, die gut für die
Augengesundheit sind, waren vielleicht nicht so
überraschend, aber dieses hier könnte es sein.
Trotzdem lohnt es sich immer noch, loszulegen.
Austern enthalten nicht nur Omega-3-Fettsäuren,
sondern auch viel Eisen. Dadurch erhalten Sie
einen leistungsstarken Nährstoff, der Ihnen bei
der Bekämpfung von AMD helfen kann.

Spinat

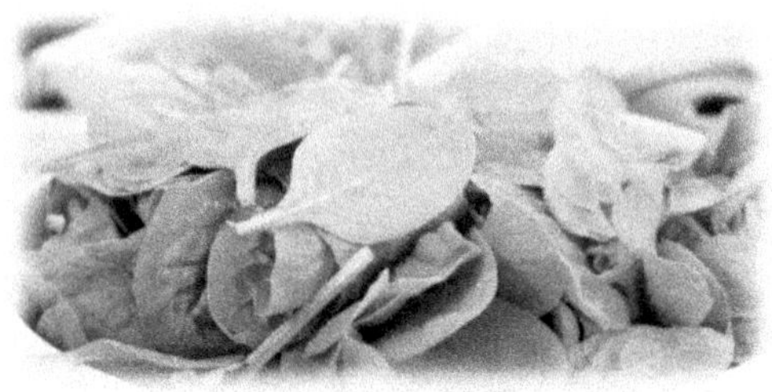

Denken Sie wie Popeye und essen Sie Ihren Spinat. Dieses Blattgrün ist eines der besten Lebensmittel für gesunde Augen, da es eine Vielzahl essentieller Elemente enthält. Wie ich bereits erwähnt habe, ist Lutein für eine gute Augengesundheit unerlässlich und kommt hier in hohen Konzentrationen vor. Zeaxanthin ist auch in Spinat enthalten.

Antioxidantien werden vom Körper besser aufgenommen, wenn sie zusammen mit Fett verzehrt werden. Die besten Lebensmittel für die Sehkraft lassen sich problemlos in jede Mahlzeit integrieren, indem man einen kleinen Spinatsalat mit Olivenöl anrichtet, der auch Omega-9-Fettsäuren und eine kleine Menge Omega-3-Fettsäuren enthält.

Eier

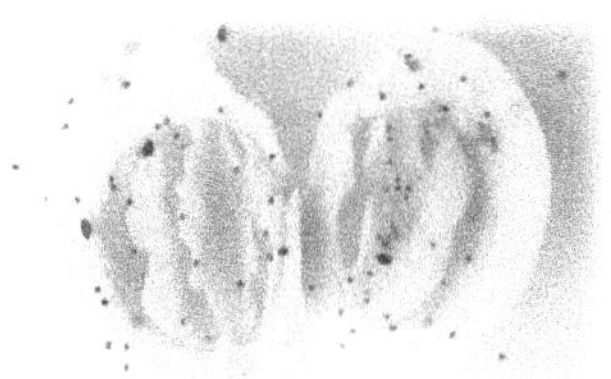

Eier liefern alle Nährstoffe, die für gesunde Augen notwendig sind, darunter die Antioxidantien Lutein und Zeaxanthin sowie Zink und Vitamin A. Tatsächlich ergab eine Studie aus dem Jahr 2019, dass der regelmäßige Verzehr von Eiern (etwa zwei bis vier Eier pro Woche) die Augen deutlich reduziert die Chance, an AMD zu erkranken. Eier sind eine praktische Wahl, wenn Sie Nahrungsmittel zu sich nehmen möchten, die gesunde Augen unterstützen.

Mandeln

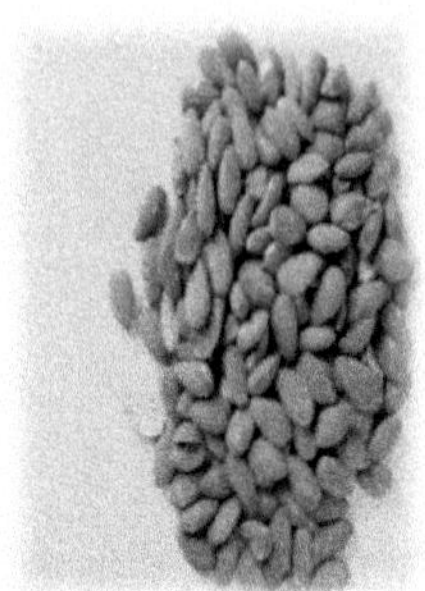

Vitamin E, ein Antioxidans, das zur Vorbeugung von Makuladegeneration und grauem Star beitragen kann, ist in Mandeln und anderen Nüssen reichlich vorhanden. Auch hier handelt es sich um ein Vitamin, das Ihr Körper einfach nicht produziert.

Wenn Sie wenig Zeit haben, ist dies außerdem eines der besten Lebensmittel, um die Gesundheit Ihrer Augen zu verbessern. Eine Handvoll Mandeln können Sie unterwegs ohne Brenner oder Schneidebrett verzehren.

Joghurt

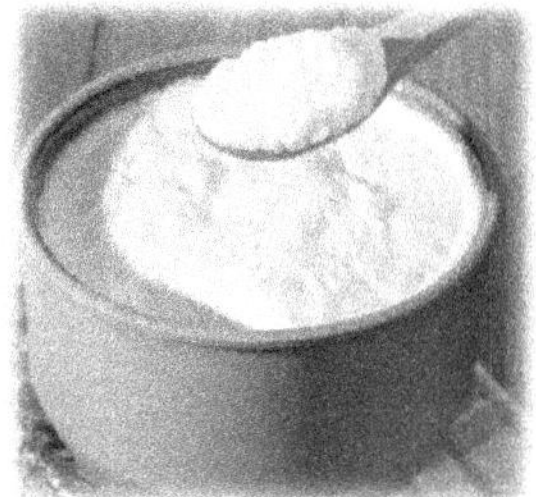

Vitamin A und Zink, zwei Elemente, die ich bereits als wichtig für die Augengesundheit erwähnt habe, können in Milchprodukten enthalten sein. Allerdings sind kultivierte Milchprodukte die beste Option, wenn Sie versuchen, Ihre Sehkraft durch die Ernährung zu verbessern. Warum? Denn Probiotika sind in Joghurt enthalten. Immer mehr Untersuchungen deuten darauf hin, dass diese nützlichen Bakterien eine Vielzahl von Augenbeschwerden lindern könnten, von allergischer Konjunktivitis bis hin zu trockenem Auge.

Orangen

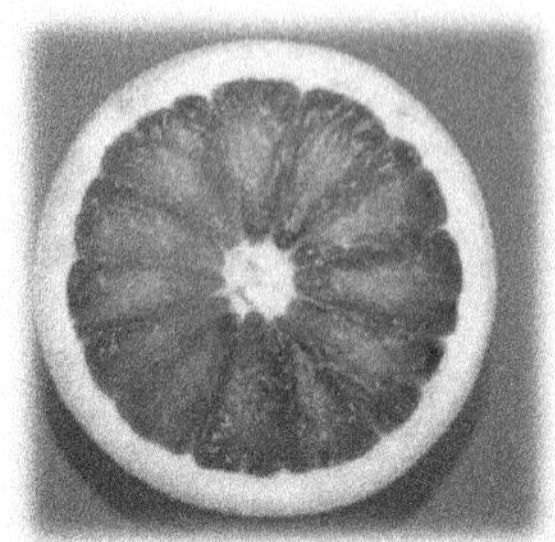

Ich habe bereits erklärt, wie und warum Beta-
Carotin zu Vitamin A beiträgt und warum dies für
die Erhaltung gesunder Augen wichtig ist. Was ich
jedoch nicht erwähnt habe, ist, dass Beta-Carotin-
haltige Lebensmittel aufgrund der
orangefarbenen Farbe, die das Antioxidans
verleiht, leicht erhältlich sind. Orangen, von denen
bekannt ist, dass sie eine beträchtliche Menge
dieses Nährstoffs enthalten, werden hier
aufgeführt, da sie zu den besten Lebensmitteln
zur Verbesserung der Augengesundheit gehören.

Außerdem sind Orangen eine gute Quelle für
Vitamin C, wie Sie zweifellos bereits wissen. Und
das kann Ihrem Körper helfen, altersbedingte
Makuladegeneration, Katarakte und Sehverlust
insgesamt zu bekämpfen.

Erdbeeren

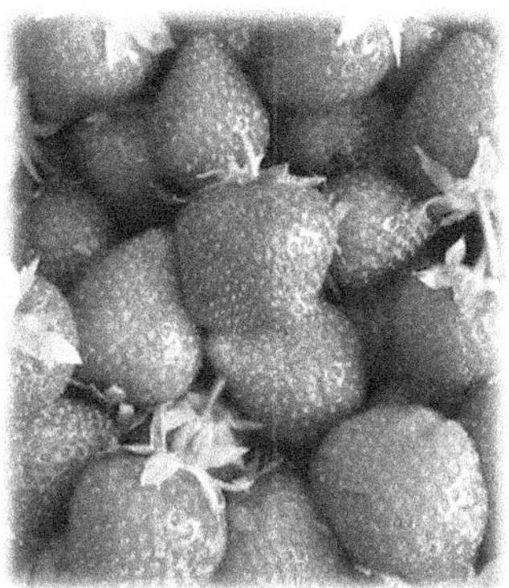

Obwohl Orangen mehr Beachtung finden, haben
Erdbeeren tatsächlich einen höheren Vitamin-C-
Gehalt. Diese Beeren sollten in unsere Liste der
besten Lebensmittel für die Augengesundheit
aufgenommen werden, da sie Vitamin C
enthalten, das eine Dreifachwirkung gegen
Makuladegeneration darstellt , Katarakte und
allgemeiner Sehverlust.

Was sind Yoga-Augenkissen?

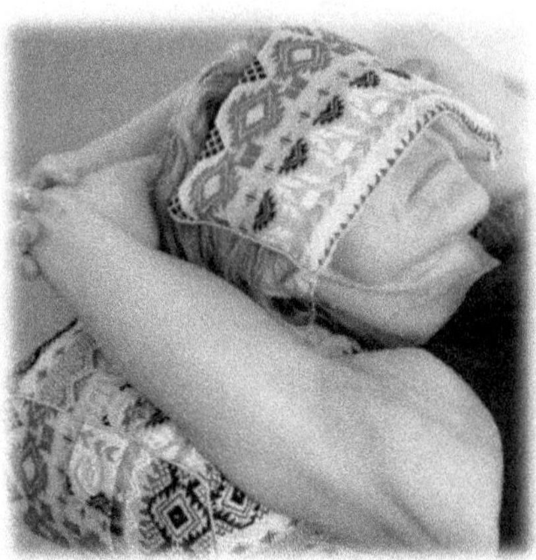

Kleine, schwere Kissen, die Sie über Ihre Augen
legen können, werden Yoga-Augenkissen genannt.
Sie sind klein und rechteckig und ein Kissen kann
zum Abdecken beider Augen verwendet werden.

Es gibt viele verschiedene Farben und Designs von
Yoga-Augenkissen, der Stoff sollte jedoch weich
sein. Wenn Sie also das Kissen über Ihre Augen
legen, werden Sie sich wohl fühlen.

Auch wenn du nicht so oft Yoga machst, solltest
du immer ein Kissen dabei haben. Sie können also

auch dann von den Vorteilen profitieren, wenn Sie
kein Yoga praktizieren.

So funktioniert ein Augenkissen

Yoga-Augenabdeckungen blockieren das Licht und
üben ein wenig Druck auf Ihre Augen aus. Das
Kissen kann auch Ihren Vagusnerv stimulieren,
einen der Nerven, der Ihre Lunge, Ihr Herz und Ihr
Verdauungssystem verbindet.

Wenn Sie den Vagusnerv stimulieren, kommt es
zu Veränderungen im ganzen Körper. Diese
Veränderungen können dazu beitragen, dass Sie
sich ruhiger fühlen. Vom Hals bis zum Becken
steuert der Vagusnerv viele Systeme und kann
Ihnen so helfen, sich ruhig zu fühlen.

Auch das Ausblenden des Lichts mit einem
Augenkissen kann Ihnen helfen, sich zu
entspannen und einzuschlafen. Wenn Ihr Zimmer
nicht völlig dunkel ist, kann das Kissen es dunkler
machen. Das Einschlafen fällt Ihnen dann leichter.

Kann als Augenkissen verwendet werden

Ein Yoga-Augenkissen kann zu jeder Tages- und Wochenzeit verwendet werden. Natürlich ist es eine tolle Möglichkeit, eine Yoga-Stunde ausklingen zu lassen und zu entspannen. Während Savasana können Sie das Kissen verwenden, um im Moment zu bleiben und sich nicht im Raum umzusehen. Sie müssen jedoch kein Yoga praktizieren, um ein Yoga-Augenkissen zu verwenden. Sie können es auch nachts verwenden, um das Einschlafen zu erleichtern. Die zusätzliche Dunkelheit und der geringe Druck können Ihnen das Einschlafen erleichtern, sodass Sie länger schlafen können.

Wenn Sie sich Sorgen machen oder gestresst sind, können Sie das Kissen verwenden. Sie können die Aktivierung des Vagusnervs nutzen, indem Sie sich hinlegen und ein Kissen über Ihre Augen legen.

Viele Dinge, wie tiefes Atmen und Meditation, können den Vagusnerv in Schwung bringen. Auch wenn der Druck auf Ihre Augen allein nicht ausreicht, kann das Kissen dennoch zur

Entspannung beitragen. Dies kann Ihnen helfen, tief durchzuatmen und sich zu konzentrieren.

Dann kann es Ihnen helfen, sich besser zu fühlen, indem es Ihre Stimmung und Gefühle ausgleicht.

Versuchen Sie, auf jeden Teil Ihres Körpers zu achten oder sich zu entspannen, um das Beste aus Ihrem Augenkissen herauszuholen. Verlassen Sie sich nicht zu sehr auf Ihr Kissen, damit Sie sich ruhig fühlen.

Vorteile eines Yoga-Augenkissens

Wenn Sie ein Yoga-Augenkissen verwenden möchten, sollten Sie verstehen, wie es Ihnen helfen kann. Hier sind ein paar tolle Möglichkeiten, wie Ihnen ein Augenkissen helfen kann, egal ob Sie es am Ende einer Yoga-Stunde oder am Ende eines langen Tages verwenden möchten.

Legen Sie Regeln für die Verdauung fest

Die erste und wahrscheinlich schockierendste Art und Weise, wie Ihnen ein Yoga-Augenkissen helfen kann, ist die Regulierung Ihrer Verdauung. Dies hängt mit dem Vagusnerv zusammen, der mit Ihrem Darmsystem verbunden ist. Wenn Sie den Vagusnerv aktivieren, können Sie es Ihrem Körper erleichtern, Nahrung abzubauen.

Es könnte sogar bei manchen Magenproblemen helfen, aber Sie sollten mit Ihrem Arzt über Ihre spezielle Situation sprechen. Insgesamt kann der Druck des Kissens jedoch dazu beitragen, den Vagusnerv zu wecken und die Verdauung zu verbessern. Möglicherweise bemerken Sie keine

große Veränderung, und das Wort „Veränderung"
hat mehr als eine Bedeutung. Aber auch ein Yoga-
Augenkissen kann neben anderen Methoden bei
Verdauungsbeschwerden helfen. Es könnte Ihnen
helfen, die Dinge, die Sie lieben, besser zu
verdauen.

Verlangsamen Sie Ihren Herzschlag

Auch Ihre Herzfrequenz kann mit Hilfe eines Yoga-
Augenkissens gesenkt werden. Auch dies hat mit
dem Vagusnerv zu tun, und eine langsamere
Herzfrequenz kann bei vielen Dingen hilfreich
sein. Sie können das Kissen zur Verlangsamung
Ihrer Herzfrequenz verwenden, wenn Sie
normalerweise eine schnelle Herzfrequenz haben
oder Ihr Herz aufgrund von Stress schneller
schlägt.

Wenn Sie einschlafen, verlangsamt sich auch Ihre
Herzfrequenz etwas. So sparen Sie Energie und
können vollkommen entspannen. Wenn Sie
jedoch nicht einschlafen können, benötigen Sie
möglicherweise Hilfe, um Ihre Herzfrequenz zu
senken.

Auch wenn ein Yoga-Augenkissen die medizinische Versorgung nicht ersetzen kann, kann es dennoch helfen. Es besteht aber auch die Möglichkeit, dass Sie Ihre Herzfrequenz zu stark verlangsamen. Wenn Ihre Herzfrequenz bereits unter dem Durchschnitt liegt, sollten Sie möglicherweise kein Yoga-Augenkissen verwenden.

Lassen Sie kein Licht herein

Machen Sie Ihr Zimmer so dunkel wie möglich, wenn Sie Hilfe beim Einschlafen benötigen. Aber Mitbewohner, Uhren und andere Dinge, die Licht abgeben, können dies erschweren. Sie können das Licht mit vielen Dingen blockieren, zum Beispiel mit Augenmasken oder Augenkissen.

Ein Yoga-Augenkissen kann Licht blockieren und der geringe Druck kann Ihnen helfen, die Augen zu schließen. Dann müssen Sie sich weniger Sorgen machen, dass Ihnen zu viel Licht das Einschlafen erschwert.

Stattdessen können Sie den dunklen Raum genießen und erleben, wie das Augenkissen Sie beruhigt. Wenn Sie sich im Schlaf viel bewegen, ist ein Augenkissen möglicherweise nicht das Beste für Sie. Wenn Sie sich jedoch nicht bewegen und auf dem Rücken schlafen, ist dies möglicherweise die perfekte Lösung.

Ändere deine Stimmung

Ihr Vagusnerv geht auch zu Ihrem Gehirn, und wenn Sie diesen Nerv kontrollieren können, können Sie Ihre Gefühle verändern. Wenn Sie sich gestresst oder besorgt fühlen, kann die Verwendung eines Augenkissens hilfreich sein. Wenn Sie das Kissen einige Minuten lang auf Ihre Augen legen, fühlen Sie sich möglicherweise besser.

Wie die anderen Vorteile ist auch ein Yoga-Augenkissen kein Ersatz für eine medizinische Versorgung. Wenn Sie unter Depressionen leiden oder sich Sorgen machen, sollten Sie darüber nachdenken, einen Therapeuten aufzusuchen. Aber ein Augenkissen kann eine tolle Möglichkeit sein, kleine Stimmungsschwankungen zu Hause zu behandeln.

Es ist ein guter Grund, sich eine Weile hinzulegen. Machen Sie eine Pause von der Arbeit oder den

Hausarbeiten und haben Sie Spaß. Sie können das Kissen immer dann verwenden, wenn Sie sich wohler fühlen möchten.

Das Nervensystem unter Kontrolle halten

Auch die Verwendung eines Yoga-Augenkissens kann dabei helfen, Ihr Nervensystem im Gleichgewicht zu halten. Wenn Sie den Vagusnerv stimulieren, kann er Botschaften an Ihren Körper senden, die Ihnen ein gutes Gefühl geben. Sie müssen nicht aufgeregt sein oder Magenprobleme haben, um das Kissen zu verwenden.

Der Druck des Kissens kann sich auf Ihren gesamten Körper auswirken, unabhängig davon, ob Sie es zum Yoga oder für andere Zwecke verwenden. Der Druck kann Ihnen ein gutes Gefühl geben. Auch wenn es auf den ersten Blick seltsam erscheint, werden Sie vielleicht Gefallen an der Verwendung des Kissens finden. Auch wenn das Kissen keine Krankheiten des Nervensystems behandelt oder heilt, sollten Sie es versuchen. Es kann zusätzlich zu einer Operation oder regulären Medikamenten eingesetzt werden. Dann können Sie den größtmöglichen Nutzen aus Ihren Behandlungen ziehen.

Eine letzte Sache

Yoga-Augenkissen sind kleine Kissen, die Sie über
Ihre Augen legen, die Sie aber während einer
Yoga-Stunde nicht verwenden müssen. Sie können
Ihrem Gehirn und Ihrem Körper in vielerlei
Hinsicht helfen, also sollten Sie es einmal
versuchen. Man weiß nie, wann man es braucht.